ÉTUDE CRITIQUE

SUR LES PROGRÈS RÉALISÉS DANS LE

TRAITEMENT DE LA BLENNORRHAGIE URÉTHRALE

CHEZ L'HOMME

PAR

Charles DOMINÉ

Docteur de la Faculté de Paris

PARIS

G. STEINHEIL, ÉDITEUR

2, RUE CASIMIR-DELAVIGNE, 2

1896

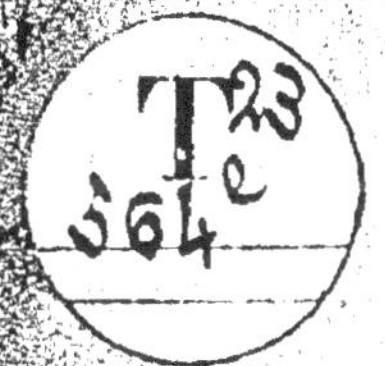

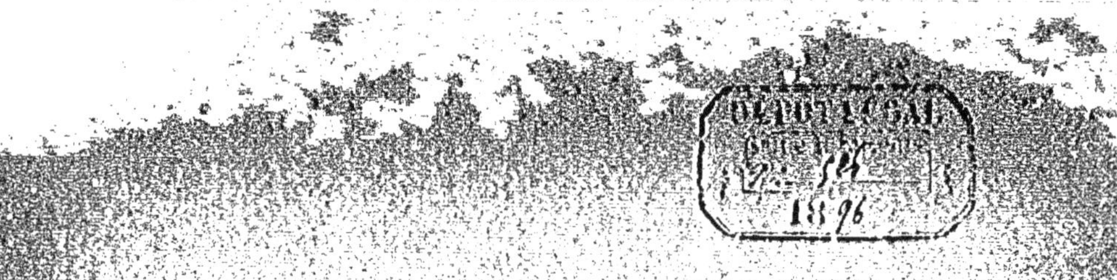

ÉTUDE CRITIQUE

SUR LES PROGRÈS RÉALISÉS

DANS LE TRAITEMENT DE LA BLENNORRHAGIE URÉTHRALE

CHEZ L'HOMME

ÉTUDE CRITIQUE

SUR LES PROGRÈS RÉALISÉS DANS LE

TRAITEMENT DE LA BLENNORRHAGIE URÉTHRALE

CHEZ L'HOMME

PAR

Charles DOMINÉ

Docteur de la Faculté de Paris

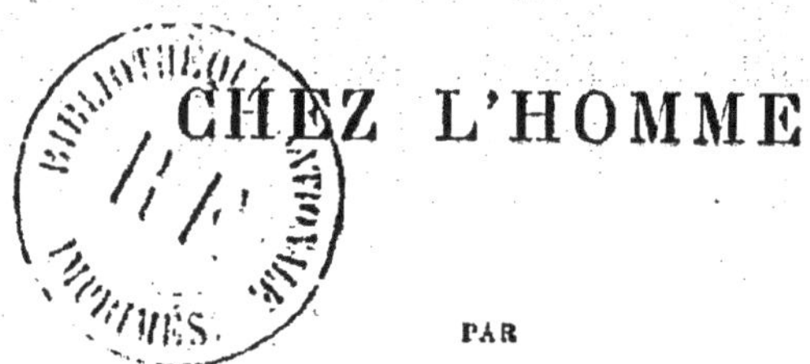

PARIS

G. STEINHEIL, ÉDITEUR

2, RUE CASIMIR-DELAVIGNE, 2

1896

ÉTUDE CRITIQUE

SUR LES PROGRÈS RÉALISÉS DANS

LE TRAITEMENT DE LA BLENNORRHAGIE URÉTHRALE

CHEZ L'HOMME

———— ·┼· ————

INTRODUCTION

Cette étude n'a en vue que le traitement de l'uréthrite blennorrhagique chez l'homme. Nous parlerons incidemment du traitement des complications de la blennorrhagie, car l'uréthrite chronique qui ne guérit pas est une uréthrite avec complications, on ne la guérit que par le traitement de ces complications. Nous rechercherons si les nouvelles méthodes préconisées depuis quelques années ont fait avancer le traitement de l'uréthrite blennorrhagique.

Quels sont les progrès réalisés ? Dans quelles conditions le malade peut-il en bénéficier, telle est la question que nous avons cherché à résoudre.

Loin de nous la pensée d'analyser tout le codex blennorrhagique. Ce n'est pas en étudiant les innombrables substances dont on a usé qu'on peut se faire une idée des progrès réalisés. Tout le monde sait que le spécifique de la blennorrhagie n'est pas trouvé ; il est également admis que toutes les méthodes ont enregistré des succès depuis l'abstention pure et simple jusqu'à l'usage des topiques les plus actifs et que toutes ont enregistré de nombreuses déceptions.

Par méthode thérapeutique nous ne devrions pas entendre l'usage de telle ou telle substance, mais bien la manière d'user de ce médicament. C'est là la chose importante, celle que les vrais cliniciens ont mise en lumière. Le nitrate d'argent par exemple est un excellent médicament, mais il faut en user avec discernement : il ne donne de résultats favorables que dans certaines conditions.

Il n'est pas d'affection qui exige plus d'attention du médecin pour être traitée d'une façon rationnelle et utile. Pour bien diriger la cure d'une uréthrite et venir à bout des cas tenaces, il est nécessaire de bien connaître la blennorrhagie, son agent, et les lésions qu'il détermine. Les méthodes qui ont donné le plus de résultats sont celles qui s'inspirent des notions pathogéniques, anatomo-pathologique et cliniques.

Depuis la méthode des instillations argentiques si heureusement instituée par le professeur Guyon, il n'y a eu, selon nous qu'une, nouvelle méthode vraiment digne de ce nom : c'est celle des grands lavages.

Le Dr Janet, élève du professeur Guyon, a attaché son nom à ce procédé thérapeutique, mais tout en se faisant l'ardent défenseur des grands lavages, il ne craint pas d'affirmer « hautement » dans une de ses dernières publications (1) que la blennorrhagie reste encore aujourd'hui le désespoir des malades et de leurs médecins.

Avec cette méthode, comme avec les autres, on peut nuire ou guérir, et mieux vaut ne rien faire et s'en tenir au traitement dit expectatif que d'user sans règles précises d'un procédé quelconque.

Nous croyons que le traitement de la blennorrhagie a fait un grand pas à l'heure actuelle en ce qui concerne les moyens d'action que l'on possède pour dépister le gonocoque et en débarrasser l'organisme. L'endoscopie et l'exploration des annexes uréthrales ont permis de voir et de traiter avec précision des lésions jadis inconnues et non traitées.

Le but essentiel de ce travail est de montrer les progrès réellement acquis dans les cinq dernières années (1) et les conditions nécessaires pour en faire bénéficier les malades.

Sommes-nous actuellement plus avancés pour traiter la blennorrhagie qu'il y a dix ans ?

Avons-nous en main des moyens de diagnostic et de traitement sûrs et exempts de danger ?

Telle est la question que nous nous sommes posée et que nous avons essayé de résoudre d'après les publications récentes et d'après nos propres observations.

Nous avons eu l'heureuse chance de voir appliquer

(1) C'est dans ces cinq dernières années que le traitement de la blennorrhagie par les grands lavages a été le plus préconisé et le plus employé, la thèse de Delaroche 1892-93 inspirée par Balzer, celle de Lemoyne de Mariguy 1893-94, où est donné l'exposé de la méthode de Janet. Les remarquables publications de ce dernier auteur dans les *Annales des maladies des organes génitaux urinaires* donnent l'état actuel de la question.

la méthode des grands lavages à la consultation du professeur Guyon à l'hôpital Necker. Nous avons appris là combien, malgré les plus grands perfectionnements, le traitement de la blennorrhagie reste chose complexe ; ce traitement réclame, non seulement la connaissance parfaite de la maladie et de son agent (ce qui est chose plus difficile qu'on ne croit), mais encore l'étude complète de l'appareil urinaire (1).

Dans le CHAPITRE I nous montrerons :

1° Quelles sont les nouvelles notions pathogéniques anatomo-pathologiques et cliniques qui sont nécessaires pour bien appliquer les nouvelles méthodes. Les progrès thérapeutiques récents reposent en partie sur ces doctrines modernes. Nous rappellerons :

2° Les notions élémentaires que doit posséder tout médecin pour appliquer le traitement raisonné de la blennorrhagie tel qu'il est pratiqué par l'école Française et l'école Allemande.

Le CHAPITRE II comportera l'étude des progrès récents réalisés par l'instrumentation dans le diagnostic et la thérapeutique de l'uréthrite blennorrhagique ; nous passerons successivement en revue les progrès réalisés :

1° Dans l'exploration de l'urèthre.

Instruments explorateurs : explorateur à boule et uréthroscope, et uréthroscopie exploratrice et opératoire ;

2° Dans la désinfection et l'irrigation de l'urèthre : Étude des appareils à irrigation uréthrale les plus employés ;

---

(1) Nous avons suivi la consultation de la Terrasse sous la direction de notre ami M. Escat, interne du service, qui a bien voulu nous aider de ses conseils ; nous sommes heureux de le remercier ici.

3° Dans le pansement de l'urèthre : Étude des instruments destinés à panser directement l'urèthre.

Dans le CHAPITRE III nous relèverons les progrès réalisés dans le traitement de l'uréthrite :

A la période d'incubation, traitement abortif;

A la période d'invasion et à la période d'état;

A la période chronique.

Nous terminerons par les CONCLUSIONS.

CHAPITRE PREMIER

Notions étiologiques anatomo-pathologiques et cliniques dont il faut s'inspirer pour utiliser avec fruit les nouveaux traitements de la blennorrhagie.

Nous ne sommes plus au temps « où les praticiens en possession de leur bienheureuse seringue uréthrale et d'une douzaine de formules, considéraient l'étude de la blennorrhagie comme un bagage scientifique inutile » (1).

Des données scientifiques nouvelles ont fourni une base plus sûre et plus rationnelle.

Le traitement antiphlogistique et l'hygiène ont conservé leur valeur, mais la notion du gonocoque, l'étude de son évolution et de ses localisations spéciales dans l'urèthre ont montré la nécessité de modifier la pratique ancienne et d'augmenter l'action thérapeutique tout en la rendant moins dangereuse.

La première chose à bien connaître c'est le gonocoque. Sa recherche, indispensable à toutes les périodes de l'uréthrite compliquée ou non compliquée, est devenue des plus faciles et à la portée de tout médecin.

Nous ne dirons qu'un mot de la morphologie. Le gonocoque de Neisser est un diplocoque de $1,25\mu$ de long

(1) FINGER.

sur 0,7µ de largeur. Au fort grossissement et après avoir subi la coloration, il apparaît constitué par deux parties égales, séparées par une ligne claire, par une fente. Chaque moitié a une face externe convexe et une face interne droite ou légèrement creusée ; ces deux moitiés se regardent par leurs bords concaves, elles offrent l'aspect d'un grain de café.

On trouve le gonocoque et on doit toujours le rechercher :

Soit dans la goutte matutinale ;

Soit dans les filaments de l'urine, premier et deuxième jet ;

Soit dans le produit du raclage de l'urèthre.

Pour examiner la goutte, il suffit de la cueillir avec la lame elle-même et de l'étaler avec une simple aiguille d'acier. Au besoin, on peut charger le malade de recueillir la goutte du matin sur la lame ; les moins intelligents finissent par le faire d'une façon convenable.

Les filaments sont recueillis dans le premier jet d'urine première 20 ou 30 gr. ; on les pêche avec une pipette ou une aiguille, on les agite dans l'eau distillée pour enlever les urates ; il suffit ensuite de les aplatir entre deux lamelles après une légère dessiccation.

Les produits du raclage sont ramenés avec une longue curette mousse que l'on appuie légèrement et qu'on ramène en avant.

Le produit à examiner est très légèrement chauffé pour être fixé, on le colore au bleu de méthylène en solution aqueuse saturée, on lave à l'eau, on sèche en appliquant la lame sur le papier buvard ou en passant au-dessus d'une lampe, on place directement sous l'objectif à immersion 1/12, oculaire 3, ou sous l'objectif 1/16, oculaire 1.

On différencie le gonocoque des autres microbes:

Par sa forme;

Par son mode de groupement (Neisser, Bouchard, Legrain), chaque gonocoque se divise dans une direction perpendiculaire à la fente médiane; de la division résulte deux paires microbiennes qui restent rapprochées et qui se disposent à la façon des sarcines. Il en résulte des amas de gonocoques caractéristiques, mais qui peuvent s'observer chez d'autres diplocoques (Neisser);

Par son siège intra-leucocytique, les gonocoques apparaissent par groupes de 15 à 40 très souvent intra-leucocytes, parfois intra-nucléaires; on peut compter jusqu'à 80 gonocoques dans un leucocyte, on trouve soit 1 leucocyte envahi pour 30 indemnes, soit 1 p. 1000 (Bouchard) 1/5 à 1/6 (Legrain);

Par leur siège intr -cellulaire. Les groupes peuvent être très nombreux, les préparations faites au moyen du raclage sont les plus instructives à cet égard.

Les gonocoques peuvent cependant siéger en dehors des cellules et des leucocytes, on les trouve parfois épars çà et là par amas dont la surface dépasse l'étendue des leucocytes.

Par leurs réactions. Comme les autres diplocoques ou cocci, ils se colorent facilement par le violet de méthyle, le dahlia, le violet de gentiane, la fuchsine, et le bleu de méthyle, mais ils se décolorent rapidement aussi par l'alcool, les acides, la méthode de Gram.

Cette décoloration est un signe négatif, mais c'est là cependant un signe diagnostique de valeur, car les autres microbes de la blennorrhagie gardent leur coloration vis-à-vis de l'alcool, des acides et du Gram (Roux, 1886).

La méthode de Gram donnerait, au point de vue du diagnostic bactériologique du gonocoque, des résultats certains dans 95 p. 100 des cas.

Si nous insistons sur cette recherche, c'est qu'elle domine le traitement moderne de la blennorrhagie ; elle n'est pas seulement le point important du diagnostic à toutes les périodes du traitement de l'uréthrite, elle est encore le sûr moyen de contrôle sur l'efficacité de la méthode suivie. Suivant qu'elle est restée négative ou positive, le malade est dit guéri ou encore infecté. L'autorisation du mariage ne doit être accordée qu'après une recherche sérieuse du gonocoque.

Le gonocoque, dit M. Janet (1), doit être recherché, non seulement dans l'urèthre, mais encore dans tous les foyers para-uréthraux où il peut se dissimuler ; il faut donc exprimer avec soin et même curetter légèrement la cavité des diverticules du méat, des abcès et trajets fistuleux para-uréthraux quand ils existent et bien exprimer l'urèthre et la prostate, par le toucher rectal. Neisser a insisté tout particulièrement sur la nécessité de ce dernier examen qu'il considère comme indispensable dans tous les cas de blennorrhagies chroniques et même chez les malades qui semblent guéris et qui demandent conseil au point de vue du mariage.

(1) Traitement de la blennorrhagie chronique, *Annales des mal. des org. gén.-urin.*, p. 8.

Dans le cas où on ne trouve pas le gonocoque, par ces procédés, on n'est pas en droit de cesser le traitement et de proclamer que le malade est guéri, comme on serait tenté de le faire lorsqu'on ne constate plus qu'une goutte aseptique.

Il existe deux épreuves auxquelles il faut soumettre le malade; M. Janet conseille deux sortes de réactions :

1° Les unes, d'ordre chimique, comprennent l'épreuve de la bière, l'injection de nitrate d'argent dans l'urèthre ou l'injection de sublimé (lavages de l'urèthre antérieur au nitrate 1 p. 2000 s'il n'y a pas de microbes dans l'écoulement, s'il y a des microbes secondaires, on préférera un lavage au sublimé à 1 p. 20000, à 1 p. 10000).

Ces lavages font repulluler au début les microbes et rendent la recherche du gonocoque plus facile. Dès le lendemain ou au bout de quarante-huit heures la sécrétion purulente momentanée peutêtre examinée avec fruit.

2° Les autres d'ordre mécanique : évacuation des glandes; « on peut recourir, dit-il, soit à l'expression simple des glandes uréthrales et prostatiques, soit à l'inoculation de la muqueuse uréthrale avec les produits de grattage des canaux et trajets para-uréthraux, soit enfin aux pollutions et au coït qui constituent le meilleur procédé d'évacuation de l'urèthre et de la prostate.

Le lendemain d'une pollution nocturne il est facile d'examiner la goutte; on ne peut leur conseiller le coït, mais comme ils ne s'en abstiennent pas on peut profiter de la circonstance pour examiner la goutte le lendemain ».

Lorsque toutes ces réactions auront été négatives, on pourra considérer la guérison comme sûre; c'est au moins l'avis de Janet, bien que ce ne soit pas l'avis de tous les auteurs (GUIARD).

Chez les femmes, la recherche du gonocoque est encore plus difficile, l'urèthre, les follicules, para-uréthraux, les culs-de-sac du vagin seront soigneusement fouillés, surtout après les règles.

Il ne peut donc y avoir de traitement de la blennorrhagie chronique, celle qu'il faut à tout prix guérir ou rendre inoffensive, sans recherche du gonocoque ; aussi, nous tenons à l'exposer le plus succinctement possible.

Un deuxième point a éclaircir afin de juger de l'état d'un urèthre et du degré d'une uréthrite, c'est l'examen des éléments cellulaires de la sécrétion ; leur nature et aussi leur proportion fournissent de bons renseignements sur l'état du canal et les indications thérapeutiques.

La sécrétion présente des caractères différents à l'état aigu, subaigu ou chronique. Les anciens savaient parfaitement que lorsque la blennorrhagie devient filante, lorsque la goutte s'étire comme du blanc d'œuf, la blennorrhagie est mûre et a droit à un traitement énergique. Legrain, Hallé, Funger ont bien étudié ce point.

Au début de la blennorrhagie, les cellules épithéliales sont assez nombreuses, mais elles diminuent à mesure que l'état aigu s'affirme. D'après Legrain, c'est parce que les gonocoques s'enfoncent dans la profondeur des tissus ; ils remonteraient plus tard à la surface et entraîneraient, une nouvelle chute de l'épithélium. D'après Guiard l'épithélium disparaît à la période aiguë parce qu'il ne peut se reconstituer sur une surface en suppuration.

En pleine période aiguë, les leucocytes sont très abondants, très gros (Morgagni), les cellules épithéliales sont petites.

A la période de déclin, les cellules épithéliales reparaissent parfois plus nombreuses que les leucocytes ; on peut ne trouver que des cellules seules, l'épithélium qui reparaît n'a plus les mêmes caractères ; au lieu d'être cylindrique et stratifié il est pavimenteux stratifié (HALLÉ, BARABAN, FINGER).

Parfois la desquamation épithéliale est si rapide qu'il se forme de vraies pseudo-membranes (Grünfeld); cela se voit surtout à la suite des injections intempestives ; bien des malades viennent consulter après avoir essayé toutes les substances irritantes, guéris de leur uréthrite infectieuse, ils ont une uréthrite chimique ; il importe de connaître ce fait, l'examen de leur goutte en montrant l'absence de microbes et de leucocytes indiquera qu'il faut cesser toute irritation thérapeutique du canal et attendre du temps la disparition d'une desquamation sans danger.

La présence du mucus, visible à l'œil nu : goutte plus claire, moins homogène, est constatée encore mieux au microscope, le mucus forme aux cellules une trame délicate surtout abondante dans les écoulements chroniques. Il constitue la gangue des filaments, ces derniers étant constitués par des éléments cellulaires agglutinés.

Plus le filament est épais et opaque plus la sécrétion morbide peut être considérée comme active et plus le canal réclame une thérapeutique énergique. D'après Finger, les filaments courts et très denses viennent des conduits excréteurs glandulaires et des follicules; ils

D.

2

indiquent un processus grave. Les filaments en virgule du second verre proviennent des glandes prostatiques et révèlent l'existence d'une uréthrite prostatique chronique ; ils renferment deux couches de cellules cylindriques couche superficielle ; grandes cellules dont les prolongements s'enfoncent dans une sorte de mosaïque de petites cellules rondes (FURBRINGER).

A l'étude des filaments doit s'ajouter l'étude non moins instructive du liquide prostatorrhéique.

L'uréthrite postérieure a là une de ses manifestations les plus fréquentes, ce liquide s'échappe du méat pendant la défécation et inquiète gravement les malades qui voient là une perte séminale, il importe donc de le connaître.

On peut provoquer son issue par la pression de la prostate.

Pour l'examiner on le recueille pur, on ajoute une goutte de 1 p. 1000 de phosphate ammonique, on laisse dessécher sur le couvre-objet.

Il renferme peu ou pas de spermatozoïdes, on y trouve surtout d'abondantes cellules épithéliales cylindriques ou polygonales en deux couches telles qu'on les rencontre dans les conduits glandulaires ;

Des corpuscules amyloïdes ;

Des grains de leucine ;

Enfin des cristaux spermatiques de Böttcher. Ces cristaux en forme d'aiguilles ou de prisme sont formés par un sel phosphatique à odeur spermatique ;

Des globules blancs parfois très nombreux si l'uréthrite n'est pas trop ancienne ; on peut encore y rencontrer des gonocoques ou même une multitude de bactéries. Mais en règle générale, dit Finger, nous n'avons pas trouvé dans le liquide prostatorrhéique de gonocoques ni d'autres micro-organismes.

A côté de ces principes généraux concernant la recherche des microbes dans les divers produits de sécré-tion, la thérapeutique moderne de la blennorrhagie exige encore l'examen approfondi de l'état du canal et des glandes uréthrales. La connaissance des rétrécissements et l'importance qu'ils jouent dans l'évolution d'une uréthrite dont ils sont les manifestations, et qu'ils finissent par entretenir, n'est pas de date récente, mais il est certains points de la sclérose uréthrale trop sou-vent méconnus, et qui sont pleins d'intérêts au point de vue anatomo-clinique et thérapeutique.

Il est entendu que les nouvelles méthodes comme les anciennes ne donnent de résultat que si le calibre du canal est suffisant et ses parois suffisamment souples. On connaissait les rétrécissements durs dus à l'hyper-plasie conjonctive sous-muqueuse qui constitue une véritable infiltration cicatricielle.

Otis a attiré l'attention sur les rétrécissements mous, « rétrécisséments larges du chirurgien américain »; ils représentent le premier stade de l'hyperplasie conjonc-tive; ils forment des anneaux assez larges pour assurer la miction, mais insuffisants pour permettre une désin-fection complète, ils nécessitent une dilatation sérieuse. Ils doivent toujours être traités en même temps que l'uréthrite sécrétante, et comme « il n'existe guère d'uré-thrite chronique qui n'en soit accompagnée », il faudra toujours y songer.

Ce sont là des points de sclérose localisée, qui frappent surtout les régions fixes de l'urèthre (Finger). Il existe encore des lésions intéressantes d'hyperplasie qui, agissant sur une région plus compliquée, telle que l'urèthre prostatique, peuvent déterminer des signes cliniques tout particuliers.

La muqueuse de l'urèthre prostatique, il faut bien le savoir, peut présenter des lésions analogues à celles de l'urèthre antérieur, l'infiltration cellulaire, l'hyperplasie, la cirrhose sous-muqueuse peut être très accentuée, on ne trouve pas à ce niveau des rétrécissements filiformes, mais on peut y rencontrer de petites excroissances papillaires coniques, renflées en massue. L'épithélium subit la transformation dont nous avons parlé plus haut, en épithélium plat.

L'infiltration épaisse peut déterminer des foyers de nécrose, mais le point intéressant de ces lésions de l'urèthre prostatique est celui que l'on trouve au niveau du verumontanum et des conduits éjaculateurs. Ces lésions, qui ont pour conséquences cliniques la spermatorrhée, sont aujourd'hui mieux connues, et grâce à l'uréthroscope, il est possible d'avoir une certaine action sur elles. Finger en a donné une description excellente que nous allons résumer :

Tantôt superficielles, les lésions du verumontanum se traduisent par une simple tuméfaction ; cette tuméfaction, véritable hypertrophie, peut être accompagnée de déformations du verumontanum ; la sclérose sous-jacente peut déterminer des rétractions qui déterminent une certaine lobulation ; il se forme des callosités déformantes, qui peuvent oblitérer, soit l'utricule prostatique, soit un ou les deux canaux éjaculateurs.

La lobulation du veru peut encore être produite par des abcès folliculaires ou des foyers de nécrose superficielle. Lorsque les lésions sont plus profondes, on observe de la sclérose tout le long des glandes et des canaux excréteurs. Les conduits éjaculateurs peuvent être rétrécis sur une partie de leur étendue, ce qui, au moment de l'éjaculation, détermine une douleur lancinante. On observe tous les degrés entre la rigidité des canaux, leur rétrécissement et leur oblitération complète.

« A l'état normal, dit Finger, les diverticules des canaux éjaculateurs se vident pendant le coït ; dans le cas de rigidité de l'orifice des canaux éjaculateurs ou dans les cas de rétrécissement, il y a reflux et régurgitation du sperme dans ces diverticules, les canaux rigides forment obstacle. Le sperme qui a reflué dans l'un de ces diverticules lors du coït ou d'une pollution dans la ou les mictions ou défécations suivantes, les conduits éjaculateurs devenus rigides ferment mal les vésicules séminales, ces lésions expliquent la fréquence de la spermatorrhée dans l'uréthrite chronique. » Si nous appelons l'attention sur ce point, c'est pour montrer qu'il ne faut pas traiter les spermatorrhéiques comme de simples nerveux, et à côté des vrais névropathes spermatorrhéiques il y a, si l'on peut s'exprimer ainsi, les spermatorrhéiques organiques, dont il faut soigner l'urèthre postérieur ; l'uréthroscope permet d'agir avec précision sur le verumontanum ; mais encore une fois, nous le répétons, pour bien traiter cette complication de l'uréthrite postérieure, il faut connaître son existence et préciser les lésions qui s'y rattachent. Il y a là un progrès récent encore, à son début, mais qu'il importe de relever.

A côté de la spermatorrhée vraie, il y a la prostatorrhée dont la pathogénie est loin d'être élucidée; constituée par une augmentation considérable de la desquamation épithéliale, elle se traduit cliniquement par une sécrétion blanchâtre opaque, qui peut être très abondante. A côté des cellules normales qui sont en nombre plus ou moins grand, on trouve des leucocytes polynucléés, tantôt rares, tantôt assez nombreux pour rendre la goutte purulente.

Le malade signale souvent l'émission par l'urèthre de gouttes blanchâtres pendant la défécation. Mais souvent c'est en pressant sur la prostate qu'on détermine l'apparition au méat de cette sécrétion anormale.

Cette prostatorrhée marche le plus souvent avec l'uréthrite postérieure, mais alors qu'on a complètement désinfecté l'urèthre, elle n'en persiste pas moins fort longtemps et il importe de bien la connaître, sinon pour la traiter, du moins pour rassurer les malades effrayés et prêts à toutes les interprétations névropathiques. Ces troubles de l'appareil génital ne sont pas les seuls, les lésions de l'uréthrite chronique peuvent entraîner l'absence de sensation voluptueuse pendant le coït. Fürbringer, qui a spécialement étudié les troubles des fonctions sexuelles dans la blennorrhagie, a signalé des accidents de « faiblesse irritable », l'érection fréquente, l'éjaculature hâtive se produisant dès le début du coït; ou encore des phénomènes paralytiques ; une véritable anesthésie sexuelle, les érections sont rares et ne peuvent aboutir. Fürbringer aurait trouvé ces troubles dans 51 p. 100 des cas d'uréthrite chronique.

D'après Finger, il faut encore rattacher à la maladie du verumontanum, organe si richement pourvu de nerfs, toute une série de phénomènes nerveux : irritabilité, épuisement, neurasthénie sexuelle. L'hyperesthésie, la paresthésie, la paralysie de l'urèthre, les sensations les plus diverses peuvent se rencontrer, l'un accuse une chaleur cuisante dans l'urèthre lors de la miction, l'autre des élancements dans la région périnéo-scrotale, ou bien encore une striction autour de la verge.

Parfois des spasmes intermittents du compresseur modifient le jet d'urine et donnent au malade l'idée d'un rétrécissement.

Enfin les névralgies diverses, funiculaire, testiculaire, périnéale, le prurit anal, peuvent compliquer le tableau ; si l'on ajoute l'irritation spinale et tous les phénomènes de la neurasthénie, on comprendra que la blennorrhagie chronique peut se présenter sous des aspects variés, bien faits pour troubler le diagnostic.

L'état du verumontanum est donc très important à étudier dans l'uréthrite postérieure et, à l'occasion, il y aura lieu d'agir sur l'urèthre prostatique avec tous les moyens dont on dispose.

Si nous rappelons ces notions anatomo-pathologiques et cliniques, c'est qu'il est indispensable de les connaître pour connaître l'uréthrite postérieure et pour la traiter d'une façon rationnelle.

CHAPITRE II

**Progrés réalisés par l'instrumentation dans le diagnostic et
la thérapeutique de l'uréthrite blennorrhagique.**

La chirurgie urinaire s'est augmentée de précieux instruments pour le traitement de la blennorrhagie ; le grand obstacle à la guérison naturelle ou au traitement de l'uréthrite blennorrhagique, c'est l'obstacle mécanique plus encore que la virulence du gonocoque. On a cherché à s'en rendre maître par une instrumentation variée dont nous discuterons les avantages et les inconvénients.

Au point de vue de l'exploration tactile, nous possédons dans l'explorateur à boule olivaire de Guyon un merveilleux instrument, commode, facile à manier, exempt de tous dangers et cependant aussi précis que possible, il traduit les moindres inégalités de l'uréthre et nous fixe sur le calibre anatomique et physiologique du canal.

Cet instrument nous paraît supérieur à l'uréthromètre préconisé par Otis, il y a une vingtaine d'années et remis en faveur par Finger, de Vienne (1).

. Ce dernier peut évidemment donner des renseignements plus précis qu'une sonde ou une bougie, mais

FINGER. *De la blennorrhagie,* p. 217.

c'est un instrument métallique, par suite dépourvu de la souplesse nécessaire pour suivre et déceler les inflexions morbides du canal et il sera bien difficile de trouver un instrument meilleur que l'explorateur à boule olivaire.

A l'exploration tactile, on a ajouté depuis longtemps l'exploration visuelle de l'urèthre. La possibilité de voir la muqueuse uréthrale et d'agir avec précision sur ses divers points a été démontrée par Désormeaux et par Nitze, les deux fondateurs de l'uréthroscopie exploratrice et opératoire.

Ce moyen d'action constitue un grand progrès; Grünfeld en 1874, Gschirkhal en 1877, Auspitz annoncèrent qu'ils avaient obtenu de grands résultats; Grünfeld voyait même dans cette méthode le seul traitement rationnel de l'uréthrite chronique, c'était, aller un peu loin. Finger s'est élevé avec raison contre l'abus de cette méthode, et Casper, de Berlin (2), a brillamment résumé les avantages et les inconvénients de cette méthode. Il est nécessaire de fixer les limites de ce mode d'exploration uréthrale, car employé sans discernement et d'une façon systématique dans toutes les uréthrites, il n'est pas seulement inutile, il peut être très dangereux et il partage ainsi le sort de tous les antiblennorrhagiques préconisés comme spécifiques.

Quelles sont les limites et la valeur de l'uréthroscopie dans le traitement de la blennorrhagie ? Cette question a été parfaitement discutée par le Dr Casper au *Congrès international de Rome* de 1894; le chirurgien allemand a très bien indiqué ce qu'on devait attendre aujourd'hui de l'uréthroscopie après les améliorations et les perfectionnements introduits dans les derniers modèles.

Les uréthroscopes dont la source de lumière se trouve en dehors du corps sont actuellement les plus usités : les instruments de Bozzini Segalas, Desormeaux, Crimé Ferstenheim, Gruenfeld appartiennent à cette catégorie. Nitze, en 1877, avait adopté les uréthroscopes à éclairage intra-uréthral adoptés par Oberlander, ils ont été repoussés par Serter, Otis et Casper. Ce dernier, qui a longtemps usé de ces derniers instruments, a montré qu'ils étaient d'une application peu avantageuse, car aussitôt qu'on prolonge l'examen, la lumière répand une chaleur que l'eau enveloppante ne peut pas supprimer, cette chaleur irrite l'uréthre et nécessite l'interruption fréquente de l'exploration. La cocaïne rend momentanément plus facile l'usage de ces instruments, mais après l'anesthésie les effets de l'irritation calorifique reparaissent, la douleur et la sécrétion deviennent gênantes, de plus la chaleur produit « des hyperhémies, une rougeur artificielle et une augmentation du luisant naturel ».

Voilà donc de grands défauts bien faits pour décourager ; puisqu'ils accusent un instrument dangereux et susceptible de produire des changements d'aspect de la muqueuse.

Les uréthroscopes à lumière extra-uréthrale, bien que critiqués par Oberlander, sont excellents : « On voit avec ces endoscopes tout ce qu'on peut voir » à l'hôpital Necker. M. le Dr Janet emploie un uréthroscope à éclairage extra-uréthral : la lumière est fournie par une lampe fixée au-devant d'un miroir concave que l'observateur fixe à son front. Ces instruments sont faciles à manier avec un peu d'habitude et permettent une bonne exploration uréthrale.

Le bon fonctionnement de ces instruments étant reconnu, y a-t-il vraiment de grands services à rendre aux blennorrhagiques au moyen de l'uréthroscopie exploratrice et opératoire?

En ce qui concerne « ce qu'il y a à voir dans l'urèthre », de sérieuses critiques ont été faites et il est nécessaire de se garder de l'enthousiasme de certains auteurs ; les caractères discutables qu'ils assignent aux lésions de l'urèthre sont souvent contradictoires et permettent de douter sérieusement de l'opinion des plus autorisés. Casper a fait une excellente critique de ces faits.

Désormeaux le premier décrivit l'inflammation granuleuse, les rougeurs sans granulations. Fuerstenheim décrivit sa fameuse ulcération herpétique que personne ne vit plus après lui et dont il donna cependant la configuration spéciale.

Gruenfeld, de Vienne, donna un autre point de départ à ses observations : en dirigeant son attention sur l'entonnoir dans lequel se présente la muqueuse urétrale derrière la canule introduite, puis sur la couleur, l'épaisseur, la vascularisation de la paroi est enfin sur la soi-disant figure centrale.

Oberländer a été encore plus minutieux dans ses descriptions, « il examine la couleur, le luisant, le lisse, les rayures et les plis de la muqueuse, les glandes de Littre et les lacunes de Morgagni. De l'état différent de ces partis soit isolés soit en combinaison, il établit une série d'affection qu'il s'efforce d'identifier avec les processus anatomo-pathologiques.

Par exemple, il fait d'une augmentation du luisant une altération du tégument épithélial, mais il prétend faire la même chose d'une diminution du luisant. Il croit voir un état d'inflammation dans certaines inégalités qui se présentent souvent à la vue, dans des glandes minuscules mesurant à peine un dixième de millimètre, situées au-dessous de l'épithélium, lesquelles sont à peine perceptibles dans une préparation. Il prend les élévations d'une couleur rouge foncé pour des lacunes de Morgagni tuméfiées et bouchées à la partie supérieure ; il reconnaît des altérations sub-épithéliales des glandes de Littre. Il interprète le luisant augmenté comme des infiltrations molles de la sub-muqueuse, la surface déplissée et l'effacement des rougeurs comme des infiltrations dures qu'il distingue de nouveau en plusieurs graduations, il reconnaît même les phases d'amélioration de cette paroi ». Tout cela révèle, comme le dit Casper, une longue étude de la part de l'observateur, mais il est permis de douter qu'il soit resté dans les limites tracées à tout explorateur dans l'examen de l'urèthre.

La couleur et le luisant, dit Casper, ne sont pas des facteurs définis, ils tiennent comme dans toutes les muqueuses à l'état de réplétion sanguine des couches superficielles. Or, la moindre chose fait varier cette réplétion en dehors de tout état morbide ; l'introduction d'un instrument rigide comme le tube uréthroscopique, le déplissement des plis uréthraux détermine des hyperhémies et des anémies artificielles ; de là, changements correspondants dans la couleur de la muqueuse. Il en est de même des contractions de la portion membraneuse qui

peuvent modifier la couleur de la muqueuse à ce niveau.
« Par conséquent il n'est pas rationnel de tirer des conclusions du degré du luisant et des nuances de couleur
dans l'urèthre. »

Dans certains cas cependant, on verrait des plaques
épaisses et blanches, comme cela se trouve dans le pso-
riasis mucosis ou des points rouges saillants.

L'hypérémie doit évidemment être très accentuée dans
l'uréthrite aiguë, mais « je ne l'ai jamais vue, dit Casper,
car je crois au moins mauvais d'appliquer l'uréthroscopie
aux cas aigus »; nous ne craignons pas d'ajouter que
l'uréthroscopie dans les cas aigus est la pire des explora-
tions, car elle est alors complètement inutile et tout à
fait dangereuse.

La disposition radiale des replis tient à ce fait que la
canule est placée verticalement par rapport à la fente
transversale de l'urèthre; elle n'a pas de signification
morbide et « il paraît encore plus fantasque » de reconnaître par l'existence des plis et de quelques autres par-
ticularités le degré de l'infiltration existant comme le fait
Oberländer et de dire qu'il s'agit d'une infiltration dure
ou molle. C'est là l'affaire du microscope.

Mais on doit encore plus restreindre les limites de
l'uréthroscopie pour l'exploration de l'urèthre postérieur.

L'introduction de l'uréthroscope dans l'urèthre postérieur n'est pas douloureuse, à condition que l'urèthre
ait son calibre normal et que le mandrin conducteur soit
bien manié et Casper exagère les difficultés de ce cathé-
térisme droit que nous avons vu pratiquer maintes fois
par le Dr Janet dans le service de M. Guyon.

L'appréciation de la surface de la région membraneuse est très difficile, car le diaphragme uro-génital « est tellement fixé et adhérent au tissu entourant que la canule uréthroscopique comprime plus la paroi résistante, il s'ensuit une hyperhémie et la muqueuse se retrouve dans l'orifice de la canule » d'où modification de la couleur, du luisant, des replis.

La forme du verumontanum est changée ; elle paraîtra tantôt plus aplanie, tantôt plus élevée, plus rouge, plus pâle selon le degré et le point où la pression est exercée, les conduits éjaculateurs ne se laissent pas reconnaître.

Tous les auteurs ne sont pas aussi sceptiques que Casper sur les résultats à tirer de l'exploration du verumontanum, l'hypertrophie du veru chez le spermatorrhéique, sa sclérose, ses modifications de formes peuvent traduire l'oblitération des canaux éjaculateurs ; nous verrons plus loin que les lésions variées de l'uréthrite postérieure peuvent résister à tous les traitements ordinaires et nécessiter une action précise et directe sur tel ou tel point de l'uréthre postérieur. Casper se défend du reste de vouloir nier la valeur diagnostique et thérapeutique de l'uréthroscopie.

Voici quels sont les avantages indiscutables de l'uréthroscopie :

On voit clairement dans toute les parties de l'uréthre des tumeurs, des papillomes, des polypes et des carcinomes ; ceci est évident à priori et confirmé par tous les auteurs.

On apprécie encore des érosions de l'uréthre, des

chancres durs et mous, des *ulcérations* tuberculeuses et gommeuses (GRUENFELD et CASPER).

La rougeur circonscrite (Desormeaux), l'inflammation granuleuse (Fuerstenheim), l'uréthrite simple membraneuse et granuleuse de Gruenfeld offrent des images typiques.

« L'uréthrite glandulaire de Oberländer, glandulaire et péri-glandulaire dans laquelle on voit clairement les lacunes de Morgagni en forme de creusements fendus, de couleur rouge foncé tirant au noir et l'affection des glandules de Littre, qui se présentent de beaucoup plus petites et nombreuses, en forme de trous ponctués jusqu'à la grandeur d'une tête d'épingle. »

Au diagnostic on ajoute la thérapeutique correspondante; il est possible de traiter isolément les endroits circonscrits, de cautériser la prostate, les granulations, les glandes affectées; d'enlever les polypes.

L'étude des rétrécissements n'a guère gagné dans l'uréthroscopie, mais en permettant de saisir dès le début les foyers d'uréthrites chroniques qui constituent les rétrécissements larges; l'uréthroscope permet un diagnostic précis et un traitement rationnel; on peut ainsi prévenir les formations des rétrécissements étroits.

Il faut donc, avec Casper et tous ceux qui ont étudié la blennorrhagie, reconnaître l'utilité diagnostique et thérapeutique de l'urétroscopie.

Mais il ne faut lui demander que ce qu'elle peut donner, et si elle a permis de réaliser de sérieux progrès dans le traitement de certaines lésions d'uréthrite chronique; elle n'en reste pas moins une méthode à applications restreintes ; nous disons même qu'elle est inutile dans la majorité des cas et dangereuse dans tous les cas aigus.

Instruments d'irrigations et de désinfection uréthrale

L'urèthre est encore difficile à désinfecter, et, depuis que la nécessité de l'antisepsie uréthrale a été reconnue, on a multiplié les instruments en vue d'assurer cette désinfection.

La difficulté qu'il y a à désinfecter l'urèthre, tient à sa constitution et à celle de ses annexes.

Le tube uréthral réalise tous les desiderata pour l'ensemencement primitif et la pullulation des microbes ; « ça n'est pas un simple canal mais une fente dont les parois se touchent en forme de plis longitudinaux lorsque l'organe se trouve à l'état de repos ». Dès que l'infection est faite, elle est dans les meilleures conditions pour se propager. Le balayage de la miction, précieux moyen de nettoyage, est insuffisant, il crée une béance partielle de la fente, un étalement incomplet de la paroi uréthrale, le jet d'urine laisse toujours quelques gouttes d'urine dans les plis uréthraux et ces quelques gouttes forment un excellent bouillon pour les microbes de la suppuration, les courbures uréthrales enfin assurent la stagnation des sécrétions normales ou morbides.

Si la forme, les plis, la courbure de l'urèthre favorisent la propagation de l'infection, la disposition de ses annexes glandulaires assure la perpétuité de cette infection, le fond des diverticules et des culs-de-sac glandulaires se débarrassant avec difficulté des produits des sécrétions;

d'une part, la longueur des diverticules glandulaires soit prostatique, soit vésiculaires, la disposition des orifices des follicules lacunaires, la fermeture de l'uréthre membraneux entraînent le drainage naturel et à plus forte raison l'antisepsie.

On conçoit donc qu'on ait cherché à vaincre cet obstacle mécanique inhérent à l'arbre uréthro-glandulaire par les moyens de nettoyage les plus puissants.

Nous commencerons par dire un mot des nouveaux appareils qui ont cherché à atteindre ce but (1) :

La seringue uréthrale avait la prétention de réaliser dans les meilleures conditions, l'étalement et le lavage de la surface uréthrale. Je ne reprendrai pas la critique de cet instrument, elle est faite partout.

La méthode actuellement en faveur est celle des grands lavages. Son grand mérite est de balayer l'urèthre d'avant en arrière dans un premier temps et d'arrière en avant dans un second temps ; le dernier temps constitue une miction thérapeutique qui déplisse le canal avec avantage et augmente ainsi le déblaiement mécanique et l'action de l'antiseptique employé.

Doyen, de Reims, a préconisé les grands lavages, mais il a substitué au siphon une poire en caoutchouc du volume du poing avec laquelle il applique sa méthode « d'irrigation discontinue de l'urèthre » elle présente d'excellents côtés à notre avis; quant au mode d'injection avec la poire en caoutchouc, il est passible des reproches adressés aux injections pratiquées avec des seringues.

(1) Pour tout ce qui concerne les nouveaux appareils de perfectionnement nous ne pouvons que renvoyer aux mémoires de M. Janet.

Néanmoins, de nombreux médecins l'ont expérimentée, et n'ont pas eu suffisamment à se plaindre de ces instruments pour leur substituer le siphon. Dans tous les cas, toute méthode mal employée peut avoir des inconvénients ; les grands lavages pratiqués avec le siphon peuvent, s'ils sont employés sans discernement, provoquer des accidents comme le spasme de la portion membraneuse, la rétention d'urine, l'uréthrorrhagie, la cystite, l'orchite.

Par contre, toute méthode a enregistré des succès. M. Guiard pratique sans inconvénient des injections de 10 centimètres cubes dans l'urèthre antérieur (?), et M. Doyen use couramment de la volumineuse poire pour ses irrigations répétées ; nous avons eu nous-même l'occasion d'user de cet instrument sans inconvénients.

Nous pensons qu'il n'y a pas à établir un parallèle exclusif entre la seringue, la poire en caoutchouc et le siphon ; tous les trois peuvent avoir des inconvénients entre des mains imprudentes.

Lorsque nous suivions la consultation de la Terrasse, à l'hôpital Neker, nous avons eu l'occasion de voir venir souvent des étudiants en médecine qui avaient été pris de cystite aiguë, à la suite d'un grand lavage au siphon, pratiqué chez eux et par eux-mêmes avec une solution trop concentrée ou à une période inopportune de leur uréthrite. Il fallait les remettre au traitement antiphlogistiques ou aux instillations et leur rappeler que les grands lavages pouvaient avoir le danger des injections.

Malgré ces réserves, on peut dire que l'usage du siphon est un grand progrès, car il permet d'injecter sous une

pression toujours constante et graduée, suivant les néces-
sités cliniques, une grande quantité de liquide. Quelles
que soient les recommandations du médecin, nous ne
croyons pas qu'on puisse obtenir la même sécurité avec
les seringues ou les poires à injection. Ces dernières
cependant restent de bons instruments de pratique.

Au nombre des instruments perfectionnés, nous signa-
lerons l'instillateur à olive criblée d'orifices dont le
D' Albarran se sert soit pour irriguer l'urèthre, soit
comme instillateur ordinaire.

Williams (*Medical News*, 1893, p. 19) a imaginé également une sonde à irrigation récurrente. L'extrémité
de cette sonde présente une olive percée de 4 trous dis-
posés de façon à assurer le retour du liquide en arrière.

La sonde de de Pezzer, en caoutchouc pur, est munie
à son extrémité de 8 trous d'un tiers de millimètre; ces
instruments permettent l'irrigation récurrente. Langle-
bert usait déjà, en 1854, d'une seringue à jet récurrent.
C'est une seringue ordinaire à laquelle est adaptée une
canule en platine ou en os de 5 à 6 centim. de long dont
l'extrémité libre est olivaire.

Immédiatement en arrière de l'olive, la lumière de la
canule s'ouvre dans quatre petits canaux qui courent de
dedans en dehors et d'arrière en avant; le liquide injecté
par la seringue reflue toujours vers le méat et il ne
dépasse jamais en arrière l'endroit où l'olive a été introduite.

L'irrigation récurrente avec sonde ou canule est donc
une méthode de vieille date, le nettoyage de l'urèthre par
ce moyen aura toujours pour inconvénient l'introduction

préalable d'un instrument dans l'urèthre, introduction qui sera toujours dangereuse dans le cours d'une blennorrhagie.

La sonde de de Pezzer, dont Balzer usait, au moment où il commença à appliquer la méthode des grands lavages, a déterminé de nombreuses complications. Delaroche, élève de Balzer, relève dans sa thèse 8 cas d'orchite survenus après le passage de la sonde de Pezzer.

Il faut donc considérer le lavage des deux urèthres sans sonde comme un réel progrès ; la méthode est plus vieille qu'on ne le croit.

Delaroche dans sa thèse a fait un historique complet du grand lavage de l'urèthre avec ou sans sonde ; nous ne pouvons qu'y renvoyer. Il résulte de ses recherches que c'est Cloquet (Walley. *Thérapeut. de l'appareil urinaire*, Paris, 1872), qui le premier pratiqua le lavage de la vessie sans sonde ; son appareil se composait d'un entonnoir, d'un tube et d'un bout de sonde.

Vandenabeele (Thèse de Paris, 1872) proposa le siphon et une canule.

Vander Proel (*The medical Record*, 2 mars 1886) traita la blennorrhagie par les grands lavages sans sonde ; il faisait passer 3 et 4 fois par jour 2 ou 3 litres de sublimé à 1 p. 60,000 et 1 p. 20,000 dans l'urèthre sous une pression de 1 m. 20.

Lavaux dans sa thèse et dans ses leçons (1888) se fit l'ardent propagateur de ce système d'irrigation.

M. Janet, dans les *Annales des maladies des organes génito-urinaires* de 1892, a formulé des règles précises sur les grands lavages par le permanganate de potasse ;

la méthode est actuellement employée à l'hôpital Necker avec toutes les réserves et toutes les modifications que nécessite l'état si différent des divers blennorrhagiques.

Nous renvoyons au mémoire de Janet (*Annales des maladies des organes génito-urinaires*, mars 1894) pour la description de quelques instruments nouveaux ou perfectionnés destinés au traitement des maladies des voies urinaires.

Nous résumerons ce premier point en disant qu'il n'est pas de méthode plus sûre et moins dangereuse pour assurer l'irrigation mécanique de l'urèthre que celle du grand lavage avec siphon et canule conique, à condition qu'il soit pratiqué par un médecin, en temps opportun, avec des solutions convenables.

Instruments destinés à panser l'urèthre.

L'endoscopie, comme nous l'avons vu, permet de porter des topiques sur les divers points de l'urèthre, mais au prix d'un traumatisme sérieux qui doit rendre exceptionnel l'usage du tube uréthroscopique.

Nous possédons dans l'instillateur à boule du professeur Guyon un excellent moyen de panser l'urèthre avec douceur et précision, et dans ces dernières années, il n'a été fait aucun instrument qui puisse le remplacer. C'est l'avis de Finger, de Vienne, qui cependant parle encore du porte-remède de Dittel (1).

Nelmann se sert également de cet instrument. Ce

(1) Voir FINGER, p. 223.

porte-remède, inventé par Dittel en 1867, est un cathéter ouvert à l'extrémité vésicale ; l'orifice est obturé par une olive portée par une fine tige conductrice. On introduit l'instrument fermé (par l'olive) dans l'urèthre jusqu'à la région prostatique, on retire l'olive, puis on introduit dans cette sonde une bougie médicamenteuse que l'on pousse à l'aide de l'olive dans le segment postérieur du canal.

Nous n'avons pas l'expérience de ce mode de pansement ; toutefois, il est certain que l'idée d'assurer un pansement permanent ou tout au moins plus durable qu'un lavage est séduisante.

Nous avons insisté plus haut sur l'importance de l'obstacle mécanique dans la cure de la blennorrhagie.

L'impossibilité de pénétrer au fond des culs-de-sac glandulaires rend incomplète l'action des lavages et les instillations. De plus, on ne peut répéter trop souvent ces dernières médications sous peine de les rendre nuisibles et d'ajouter à l'uréthrite microbienne une uréthrite chimique.

On a donc essayé de substituer à ces traitements transitoires un pansement durable de la région malade, en enrobant les antiseptiques dans un excipient susceptible de se mêler lentement aux sécrétions uréthrales et de pénétrer dans les culs-de-sac glandulaires. On a essayé des crayons ou des suppositoires faits avec de la gélatine ou du beurre de cacao. Ces corps se liquéfient plus ou moins vite et imprègnent profondément la muqueuse uréthrale, mais ils ont l'inconvénient d'irriter la partie de la muqueuse restée saine ; ils ont donc un défaut commun avec les lavages. En outre, la miction les entraîne promptement au dehors.

Tommasoli en 1887 a préconisé l'injection d'onguents lanolinés ; d'après lui, les onguents à la lanoline ne sont pas entraînés par la miction ; les parois uréthrales se contractant après l'injection compriment l'onguent et le font pénétrer dans les pores de la muqueuse; on en retrouve encore des traces dans l'urine 36 heures après l'opération, et une pollution elle-même ne réussit pas toujours à en débarrasser complètement l'urèthre. « Cette pommade constitue donc réellement un pansement pour la muqueuse et a, par son action prolongée et sa résorption progressive, des effets plus avantageux que les solutions. » Tommasoli (1) a fait construire une seringue spéciale. C'est une courte sonde de 16 à 18 Charrière avec un mandrin propulseur gradué en décigrammes.

Finger dit s'être très bien trouvé de cette méthode ; il déclare cependant qu'elle peut provoquer de l'irritation et qu'il faut la réserver aux cas bien circonscrits. Il y a là évidemment un moyen bien raisonné de panser l'urèthre.

Il nous paraît supérieur aux bougies de Casper; ces dernières sont munies de six rainures, de six cannelures qui se terminent à 5 centim. au-devant du bec de l'instrument, les rainures sont destinées à recevoir l'onguent. De cette façon, le médicament ne pénètre pas dans la vessie.

On peut reprocher à cette méthode le séjour prolongé de la bougie dans l'urèthre, c'est une cause d'irritation

---

(1) Comme onguent on prescrit :

Créolini ou nitr. arg. ou cupri sulphur	1 à 5 gr.
Lanolini	95 gr.
Ol. Olivœr	5 gr.

inutile, et qui nous fait préférer la méthode de Tommasoli.

Réfrigération de l'urèthre. Psychrophore. — Elle a été préconisée pour la première fois par Winternitz en 1877; elle se pratique au moyen de la sonde réfrigérante (psychrophore de Winternitz). Finger la recommande dans le cas d'uréthrite chronique. Le psychrophore de Winternitz est une sonde métallique fermée à son extrémité vésicale du calibre de 20 à 24; la lumière est divisée par une cloison en deux canaux qui se réunissent en avant à l'extrémité de la sonde; l'autre extrémité se bifurque en deux branches auxquelles on adapte deux tubes de caoutchouc. Avec cette sonde à double courant, et au moyen d'un siphon, on pratique la réfrigération de l'urèthre prostatique jusqu'à 10 centigr., tous les jours pendant un quart d'heure.

Nous verrons plus loin, au traitement de l'uréthrite chronique, quelle utilité on peut retirer de cet instrument ingénieux.

La plupart des instruments ou des méthodes dont nous venons de parler ont une existence déjà ancienne; les connaissances modernes sur la blennorrhagie permettent d'en user avec plus de discernement; l'usage peut en être plus utile, mais il faut avouer que ces dernières années n'ont guère apporté de perfectionnements dans l'instrumentation; si l'on s'en rapporte au traité si documenté de Finger, la thérapeutique allemande ne s'est guère plus modifiée que la nôtre, au point de vue instrument. S'il y a eu progrès, c'est encore dans le modus faciendi et dans la direction clinique qu'il faut le chercher.

CHAPITRE III

Le traitement de la blennorrhagie pendant cette
période a-t-il fait de réels progrès? Il ne peut s'agir ici
que du traitement par les grands lavages, la méthode des
injections caustiques est en effet ancienne, elle n'a jamais
donné qno des résultat problématiques ; elle est de plus
douloureuse et il n'est pas démontré que l'uréthrite artificielle que l'on a provoquée, soit si anodine et si contraire que l'on dit au développement du gonocoque.

Reverdin, en 1892, avait déjà irrigué l'urèthre entier
avec une solution de permanganate, en se servant d'une
sonde. Mais c'est à Janet que revient le mérite d'avoir
vraiment institué cette méthode d'irrigation totale. Janet
a conseillé les solutions de permanganate de potasse
qu'il injecte au moyen d'un bock plus ou moins élevé
au-dessus du malade, et d'une canule conique reliée au
bock par un long tube.

Il a exposé sa méthode dans une série d'articles inté-
ressants dans les *Annales des organes génito-urinaires*,
avril et juin 1892, la *Semaine médicale* du 14 janvier 1893,
Annales de dermatologie et de syphiligraphie du mois
d'octobre 1893 et 1894.

Le traitement abortif doit être institué dès que l'on constate l'apparition d'une blennorrhagie, c'est-à-dire dès qu'on a trouvé du gonocoque dans le méat du malade. Il se pratique au moyen d'une série de lavages diversement titrés. Voici la moyenne à laquelle il s'est arrêté actuellement (*Annales des malad. des org. génit.- urin.*, 1895).

Les premiers lavages de l'urèthre doivent être faits après cocaïnisation de l'urèthre, avec injection de 10 centim. cube de cocaïne à 1/400.

	HEURE DE LA 1re VISITE APRÈS MIDI	7 H. DU SOIR
1er jour........	Ua 1/1000	Ua 1/4000

	8 H. DU MATIN	7 H. DU SOIR
2e —	Ua 1/3000	Ua 1/4000
3e —	2U 1/2000	2U 1/4000
4e —	2U 1/2000	
5e —	2U 1/2000	2U 1/2000
6e —	2U 1/2000	
7e, 8e, 9e.......	2U 1/1000	
10e jour........	Ua 1/500	2U 1/1000

« Si cette première série manque, ce qui arrive à peu près une fois sur dix, refaire au début même de la récidive une série de dix à douze lavages à 1/1000, espacés régulièrement de vingt-quatre heures. »

Finger trouve le procédé peu pratique « il ne me paraît pas d'une efficacité certaine, dit-il », d'après le petit nombre d'essais que nous avons entrepris jusqu'ici, essais auxquels nous n'avons pas renoncé absolument du reste. Des accidents désagréables ont pu, en effet, être enregistrés au cours du traitement. Augmentation de l'inflammation, œdème du gland et du prépuce, irritation du côté de l'urèthre postérieur.

Finger n'a évidemment pratiqué que quelques essais, et, s'il a eu des phénomènes de réaction un peu vifs, c'est qu'il n'a pas tenu compte des indications données par l'état du malade; il est d'abord évident que le traitement abortif, commencé quand le canal a déjà vivement réagi, n'est pas seulement inefficace, il est encore dangereux. M. Janet insiste sur le moment unique où l'on a le droit de penser à la méthode abortive : dès que la suppuration est bien établie, il est trop tard

De plus, il est un autre point sur lequel insiste Janet : c'est la nécessité absolue d'habituer l'urèthre antérieur et de régler les lavages comme fréquence ou dosage sur la réaction du canal. Si l'on tient compte de ces conseils, on ne verra pas les accidents que signale Finger. Dans le cas exceptionnel ou ils apparaissent, on interrompra les grands lavages pour suivre le traitement de la période aiguë.

Comme nous l'avons vu, Janet ne craint pas d'user de solution fortement dosées 1/1000, 1/500. Certains auteurs (Guiard) ont obtenu de bons résultats avec des solutions plus faibles; il y a là une question de tâtonnement qu'il est facile de régler près des malades.

Jusqu'ici le permanganate de potasse paraît être une arme puissante contre le gonocoque, quelle que soit la façon dont il agisse. Pour Janet, il agirait surtout par la sécrétion séreuse qu'il détermine, sécrétion qui rend le milieu uréthral impropre au développement des gonocoques.

Les autres antiseptiques n'auraient pas jusqu'ici donné de résultats aussi satisfaisants.

Köster, et plus particulièrement Jadassohn, 1892, ont préconisé, après de nombreux essais, le sulfo-icthyolate d'ammonium 1 à 5 p. 100; Finger reconnaît qu'on observe une diminution rapide et notable des gonocoques, un tarissement de la sécrétion ; mais on ne peut avoir là une cure vraiment abortive. Pour lui, la méthode abortive doit détruire immédiatement tous les gonocoques ; or, pour lui, les gonocoques sont trop profonds pour être atteints avec efficacité.

En somme les arguments de Finger contre la méthode de Janet ne sont pas suffisants, et elle constitue un des plus grands progrès de la thérapeutique antigonococcique.

Elle présente comme premier avantage, la possibilité de faire passer une grande quantité du topique dans l'urèthre; sans inconvénient les lavages réitérés deux fois par jour et à des doses fortes telles que, 1 p. 1000 1 p. 500 sont très bien tolérés ; il suffit de surveiller la réaction précédente.

Le second avantage est de posséder une action persistante grâce à l'exsudation séreuse consécutive; les autres antiseptiques tels que le sublimé et le nitrate agissent rapidement mais au prix d'une action des plus irritante, ils laissent après eux une réaction pyogène intense qui parfois disparaît et laisse le canal guéri, mais qui le plus souvent donne bien des déceptions et détermine une uréthrite chimique où le gonocoque ne tarde pas à reprendre son développement. Fredheim, Neisser (1889) ont conseillé le nitrate d'argent comme antibactérien par excellence, mais longtemps avant ces auteurs. M. le professeur Guyon et ses élèves, ont montré la limite de la thérapeutique par le nitrate d'argent.

La pratique des instillations, si facile et si précise avec l'instillateur de Guyon, avait donné tous les résultats possibles mais ses promoteurs ne l'ont jamais préconisée comme le spécifique de la blennorrhagie.

Il semble que souvent la généralisation de la blennorrhagie à tout le canal n'est pas faite, à ce moment, très court il est vrai, où le gonocoque paraît accessible et où son évolution peut être arrêtée, le nitrate devrait alors faire merveille.

Finger a très bien mis en relief les reproches que l'on peut faire au nitrate d'argent. « Si Neisser pose comme condition d'un traitement rationnel que le moyen topique doit : 1° tuer les gonocoques, 2° ne pas léser la muqueuse, 3° ne pas augmenter l'inflammation il faut avouer que le nitrate d'argent ne répond pas à tous ces désiderata. En ce qui concerne le premier point : destruction des gonocoques. Jerosch (1889), admet que le nitrate d'argent tue les germes en deux ou trois minutes en solution de 1 p. 1000. Toutefois cela n'est vrai que pour les cultures Comme le sublimé, le nitrate d'argent est décomposé par les sérums du pus et du sang, il perd donc forcément dans l'urèthre beaucoup de son action.

Jerosch croit que la solution de nitrate d'argent, par suite du mélange, au sérum n'est parasiticide qu'au taux de 2 p. 100 et après cinq minutes d'action.

En ce qui concerne les deuxième et troisième points, le nitrate d'argent, s'il ne produit aucune lésion des muqueuses, est en tout cas un puissant irritant, alors même qu'il est employé aux doses faibles de 1 p. 1000 à

1 p. 2000; solutions qui ne sont plus toujours antiseptiques (quand notamment il y a mélange du sérum du
pus au nitrate).

Pour cette raison, l'inger repousse son emploi dans
les blennorrhagies récentes : Tous les auteurs sont à peu
près unanimes sur ce point et si le nitrate d'argent reste
« l'ami des muqueuses », dans les blennorrhagies chroniques il devient l'aide du gonocoque au début.

Jusqu'à nouvel ordre, le permanganate de potasse
nous paraît être le médicament de choix.

Il est entendu que, lorsqu'on pratiquera la méthode
abortive, on s'occupera si on n'a pas affaire à la première
blennorrhagie du malade; des reliquats que pourrait
avoir laissés une ancienne blennorrhagie, l'échec d'une
première série de lavages pourra être ainsi interprété,
les foyers juxta-uréthraux, les altérations du canal seront
recherchés et traités dès que la désinfection de l'urèthre
antérieur permettra d'agir sur le reste du canal.

II. — Progrès réalisés dans le traitement de la blennorrhagie aiguë.

Il faut bien le reconnaître, aucun progrès sérieux n'a
été réalisé dans le traitement de l'uréthrite aiguë. La
démonstration de la nature parasitaire de l'affection « n'a
eu jusqu'ici qu'un mérite, celui d'avoir introduit dans le
traitement de la chaude-pisse à côté des antiphlogistiques,
quelques antiseptiques ». Mais elle n'a augmenté en rien
nos moyens d'action. Nous en sommes encore aux vieux
traitements qui ne sont guère qu'une abstention déguisée.

Il est admis par tout le monde que la blennorrhagie la plus aiguë, la plus douloureuse, peut guérir sans traitement en quelques semaines ; de plus personne ne conteste que toute médication peut être à cette époque nuisible au malade. Je sais bien que le hasard de la clinique met souvent sous nos yeux des malades (Finger) qui, en pleine période aiguë, n'ont pas hésité à user d'une façon intensive soit des balsamiques, soit des injections plus ou moins caustiques et qui cependant ont guéri sans attendre pour se soigner la période de maturité, pendant laquelle ordinairement les médications, non seulement sont tolérées, mais encore donnent le bénéfice qu'on attend d'elles. Mais à côté de ces faits exceptionnels, le nombre de blennorrhagies intempestivement et inutilement traitées, est innombrable ; il en est de même des épididymes et des cystites consécutives aux injections.

Malgré cette sombre perspective, il est indispensable de connaître ce qui a été tenté pour agir sur le gonocôque pendant cette période. C'est la plus difficile à traverser pour le malade et aussi pour le médecin. Aussi est-il bien difficile de rester dans l'expectation armée et de se contenter du traitement antiphlogistique; on est d'autant plus poussé à faire quelque chose que beaucoup de malades ne résistent pas longtemps au désir de se faire des injections, et, comme ils bénéficient souvent de cette amélioration factice qui suit l'usage des injections, ils croient avoir trouvé le vrai remède et ils le répètent continuellement, arrivant ainsi à diminuer les manifestations sécrétoires du gonocoque, mais réussissant moins souvent à enrayer son évolution. Même les blennorrha-

gies aiguës à forme torpide comme il s'en rencontre parfois restent rebelles aux médications d'emblée. De ce
que la sécrétion est minime, on ne peut conclure que la
période de maturité est arrivée ; on est tout étonné de
voir ces uréthrites torpides persister d'une façon déses-
pérante malgré les balsamiques et les topiques les plus
actifs et les mieux appliqués ; après avoir tout essayé et
malheureusement après avoir été nuisible dans nombre de cas, on est obligé de revenir à la vieille méthode.

La sécrétion de la blennorrhagie et le nombre des
gonocoques sont diminués par les balsamiques et les
injections, mais cette atténuation ne diminue pas l'évolution de l'uréthrite ; bien au contraire, il est prouvé que
les uréthrites ainsi traitées sont les plus longues à guérir.
C'est la conclusion de la vieille et sage école française ;
c'est aussi l'opinion formelle de Finger : « Le traitement
local n'est pas indiqué au début de la maladie ; il n'est
applicable que lorsque l'inflammation a dépassé son
acmé ». Agir contrairement à cette règle, c'est porter un
réel préjudice aux malades, c'est l'exposer aux complications : œdème, augmentation de l'inflammation, propagation du processus à l'urèthre postérieur.

Zöge-Manteuffel rapporte (1892) que, sur 31 malades
soumis au traitement local d'emblée, vingt-cinq d'entre
eux furent atteints de complications alors que sur 24
non traités localement 21 évoluèrent sans accidents.

L'ère de la bactériologie a été le signal d'une recru-
descence pour le traitement précoce, mais les déceptions
ont été rapides et on n'est arrivé qu'à une chose, c'est

à comprendre l'utilité du traitement d'attente en l'interprétant d'une façon scientifique.

Les anciens avaient reconnu empiriquement qu'il fallait respecter la période aiguë et se contenter de traitement anodin et d'hygiène. La bactériologie a démontré que l'inflammation et la suppuration sont des phénomènes de défense très puissants de la part de l'organisme. Comme l'a si bien dit Finger, nous ne serions autorisés à les combattre que si nous étions en état de leur substituer quelque chose de meilleur ; l'action de toutes les injections est en partie astringente, en partie antiseptique, l'effet antiseptique ne peut être qu'imparfait, car les antiseptiques arrivent dans l'urèthre au contact de substances albuminoïdes qu'ils coagulent ; une partie du topique est perdue. En second lieu, les antiseptiques ne peuvent atteindre tous les gonocoques, ces derniers occupent tous les culs-de-sac glandulaires ; les séries d'injections et de lavages ne peuvent les délayer complètent et la simple interruption du traitement voit renaître tous les accidents (voir Finger, p. 139 ; (les astringents ont une action plus effective que les antiseptiques, mais il faut se demander si l'on a raison de s'opposer aussi directement à la « vis medicatrix naturæ » en lui enlevant ses armes, les corpuscules et le sérum du pus. Finger pense, d'après les recherches de Bruum sur la blennorrhée oculaire, que les gonocoques pénètrent très rapidement dans la muqueuse, malade jusqu'au corps papillaire, qu'ils s'y multiplient et que ce n'est que progressivement que la suppuration les ramène à la surface où ils continuent à se développer

D.										4

durant la dernière période du stade purulent et pendant tout le stade-muco purulent ; le moment d'élection pour user des antiseptiques et les astringents sera celui où la sécrétion commence à tarir et celui où elle devient muco-purulente ; c'est du reste le moment où la blennorrhagie est mûre et tend à la guérison naturelle. Finger conclut donc pour, des raisons d'ordre empirique et aussi d'ordre scientifique, qu'il faut rester fidèle au principe de n'employer le traitement local, particulièrement les injections, que lorsque la blennorrhagie a dépassé son acmé. C'est là la vieille pratique de l'école française ; tous ceux qui ont enfreint ce précepte ont fourni des résultats peu encourageants. M. Delaroche, élève de Balzer, a donné une statistique de 131 cas traités par les lavages au permanganate, recueillis dans le service de son maître. Sur 29 cas d'uréthrite aiguë il a relevé 4 orchites, les 25 cas qui restent auraient été améliorés. Mais selon nous l'amélioration est une chose insuffisante, car un des reproches que l'on fait avec raison au traitement externe de la blennorrhagie, c'est d'amener une amélioration factice.

Lemoyne de Martigny (1) dans une thèse dont les observations ont été recueillies à Necker, dans le service du professeur Guyon, conclut des faits qu'il a observés dans le service sous la direction de M. Janet, que « le mieux est de ne pas entreprendre la guérison des cas aigus par les lavages immédiats, sous peine de voir des complications sérieuses, blennorrhagies abondantes,

(1) *De la blennorrhagie et de son traitement par les lavages vésicaux sans sonde au permanganate de potasse.* Thèse de Paris, 1894.

infection vésicale, épididymite, abcès péri-uréthraux ».

C'est aussi l'opinion de M. Audry (1), un des partisans les plus fervents de la méthode de Janet, et celle du Dr Balzer ; le distingué médecin de l'hôpital du Midi (2) défend le traitement interne de la blennorrhagie au même titre que le traitement externe.

Enfin nous avons pu voir à l'hôpital Necker, dans la consultation de la Terrasse, que le traitement antiphlogistique conservait tousses droits et toutes ses indications anciennes au milieu des méthodes les plus perfectionnées.

Si toutefois on voulait user de la méthode des grands lavages à la période aiguë, on devra le faire en usant du minimum de substance antiseptique. Déjà en 1831, dans la *Gazette de Paris*, Serre (3) préconisait le traitement de la gonorrhée par les courants d'eau tiède répétés plusieurs fois par jour.

M. Doyen, de Reims (4), a obtenu d'excellents résultats avec des solutions antiseptiques extrêmement diluées, le sublimé au 2 p. 10000, au 1 p. 60000 ; grâce à la dilution de la solution il peut répéter les grands lavages plusieurs fois par jour. Cette méthode « de l'irrigation discontinue », est séduisante, elle tient bien compte de ce fait important qu'il faut éviter le plus possible d'irriter l'urèthre tout en le nettoyant le plus possible. Mais nous le répétons, pendant la période aiguë on n'est jamais sûr de réussir et de n'être pas nuisible.

(1) AUDRY. *Précis des maladies blennorrhagiques.*

(2) *Thérapeutique des maladies vénériennes.* Bibliothèque de thérapeutique médicale et chirurgicale.

(3) Mémoire sur le traitement de la gonorrhée par les courants d'eau tiède. *Gaz. méd. de Paris*, 1831.

(4) *Traitement de la blennorrhagie par l'irrigation discontinue.*

III — Progrès réalisés dans le traitement de l'uréthrite subaiguë.

Nous n'avons ici qu'à faire l'éloge de la méthode de grands lavages telle qu'elle est appliquée à l'hôpital Necker, soit avec le permanganate, le sublimé, le nitrate d'argent, ou l'oxycyanure de mercure. Cette dernière substance est conseillée par le Dr Albarran. Lemoyne de Martigny en rappelant les succès obtenus à l'hôpital Necker par le traitement rationnel de la blennorrhagie, disait : « aucune objection ne peut être élevée contre cette méthode dont les résultats sont supérieurs à ceux que l'on avait obtenus jusqu'à présent ». Cette affirmation est vraie. Mais l'efficacité n'est réelle qu'à des conditions précises : d'une part, traitement suivi continu pendant une série de dix à douze jours au moins; d'autre part, recherche de tout ce qui peut entretenir la durée de l'uréthrite, foyers juxta-uréthraux infections mixtes, hygiène défectueuse. On tiendra compte du premier au dernier jour des notions pathogéniques anatomo-pathologiques et cliniques que nous avons rappelées au début de ce travail.

En agissant ainsi on bénéficie de tous les avantages de la nouvelle méthode et les malades ne se repentent pas d'avoir attendu que leur blennorrhagie soit passée à la période subaiguë, pour être soumise au traitement externe.

Nous renvoyons aux divers mémoires que Janet a publiés dans les *Annales des organes génito-urinaires* depuis 1870, pour tout ce qui concerne la technique et la meilleure utilisation de la méthode.

IV. — Progrès réalisés dans le traitement de l'uréthrite chronique (1).

La blennorrhagie a une tendance naturelle à guérir, on ne saurait trop le répéter; lorsqu'elle passe à l'état d'uréthrite invétérée et résiste aux traitements les plus actifs, c'est qu'elle est compliquée.

Le traitement de l'uréthrite chronique, uréthrite modérée, consistera surtout dans le traitement des complications qui perpétuent sa durée.

En présence d'une uréthrite chronique, « il faut avant tout, dit Janet, pousser le diagnostic jusqu'aux extrêmes limites de la précision;

Rechercher le gonocoque et ses habitats ;

Rechercher les infections secondaires et leurs habitats ;

Analyser les lésions et les troubles fonctionnels produits par ces microbes ».

Il faut rechercher le gonocoque et les autres microbes, suivant les règles connues et ne pas se contenter d'un examen superficiel

On s'occupera ensuite d'examiner tout l'appareil urinaire, le méat, le périnée, les glandes uréthrales, la prostate, les glandes de Cowper, les vésicules séminales l'appareil génital, la vessie, les uretères, les reins doivent être examinés à fond.

Comme il s'agit d'uréthrite chronique ayant résisté

(1) Voir JANET. Traitement de la blennorrhagie chronique chez l'homme. *Annales des maladies des organes génito-urinaires*, juin 1895. Cet excellent mémoire résume bien les progrès auxquels nous sommes arrivés.

aux moyens de désinfection ordinaires, et que le canal est devenu tolérant, on pourra user de tous les moyens d'exploration dont nous avons parlé. Dans le cas où il y aurait des gonocoques, il est bien entendu qu'on fera une désinfection préalable avant toute exploration.

L'examen de l'urèthre avec l'explorateur à boule renseigne sur le calibre du canal, l'élasticité de ses parois; il permet l'expression des glandes sur la boule et rend manifeste l'abondance des sécrétions.

L'endoscope peut montrer des granulations des polypes, des fissures, des abcès glandulaires qui resteraient inaperçus et non traités.

Quant à l'exploration de l'appareil génito-urinaire supérieur, il sera pratiqué suivant les méthodes classiques; il est évident que la constatation d'une vessie irritable, saignant ou suppurant, donnera des indications spéciales de traitement.

La présence des inégalités de surface et de consistance de la prostatite chronique, l'existence de la prostatorrhée, les douleurs pendant l'éjaculation indiqueront des lésions profondes de l'urèthre postérieur et la nécessité d'une action précise à ce niveau.

Lorsqu'on aura complété le diagnostic, on n'ira plus à l'aveugle et on viendra à bout de ces uréthrites invétérées dont le pronostic était si sombre jadis. Si on n'arrive pas toujours à débarrasser le malade de sa goutte, néanmoins il sera possible de désinfecter son urèthre et d'enrayer le développement de lésions graves, telles qu'un rétrécissement, et aussi d'éviter la contagion « de l'infortunée conjointe ».

Pour arriver à ce résultat, le meilleur plan à suivre est celui du Dr Janet :

1° Débarrasser l'urèthre de ses gonocoques ou des infections secondaires;

2° Traiter les lésions uréthrales de préférence par les lavages et les instillations pour les lésions superficielles;

3° Par les actions caustiques jointes à la dilatation pour les lésions profondes;

4° Par l'action directe, au moyen de l'uréthroscope pour les lésions localisées.

Nous avons dit comment il fallait envisager la désinfection de l'urèthre par les grands lavages. Nous rappellerons simplement comment il faut traiter les foyers juxta-uréthraux : « il faut ou les supprimer ou au moins les étaler largement pour les rendre accessibles à l'action des lavages; les méats étroits seront débridés. Les végétations du méat seront excisées avec leur base d'implantation, les abcès des lèvres du méat largement ouvertes avec abrasion des bords de la section pour étaler largement leur cavité; les abcès de la fosse naviculaire largement ouverts à l'extérieur par la méatotomie, s'ils sont assez près du méat, ouverts à l'extérieur s'ils siègent plus bas, sans redouter l'établissement d'une fistule indispensable dans ce cas, pour bien laver leur cavité; les abcès glandulaires cutanés qui siègent fréquemment à la base du frein ne communiquant pas avec l'urèthre, seront ouverts à l'extérieur et lavés. Les diverticules du méat chez les hypospades seront ouverts avec abrasion des lambeaux de la cloison qui les séparait du canal ». On ne laissera ni vieux foyer, ni trajet fistuleux sans le traiter.

Quant à la prostate et aux autres glandes de l'urèthre, nous possédons dans le massage de la prostate suivi de l'expression uréthrale et des lavages, un moyen d'assurer l'évacuation et la désinfection des culs-de-sac inaccessibles aux lavages.

Une des conditions, sine qua non, de la guérison de l'uréthrite chronique, c'est d'agir sur un canal largement calibré ; il faudra donc rechercher la moindre diminution de ce calibre, les rétrécissements larges seront dilatés suivant les préceptes d'Otis jusqu'au 60 béniqué, Dans le cas où la dilatation est difficile, suivie de douleur ou d'uréthrorrhagie, on pratiquera l'uréthrotomie sur dilatation avec l'excellent uréthrotome du Dr Albarran, ou avec les béniqués tranchants du professeur Guyon.

Dans tous les cas, on conduira la dilatation à son extrême limite. Il y a déjà longtemps que le professeur Tillaux avait conseillé cette dilatation maxima dans les cas d'uréthrite chronique, il est bon de la reprendre en lui associant l'uréthrotomie sur dilatation, si c'est nécessaire, et les grands lavages. On conçoit facilement que l'urèthre ainsi étalé est plus accessible à la désinfection par les lavages ou les instillations.

Dans ces conditions, il serait encore indiqué d'user des pansements uréthraux, les sondes à pommade de Casper, les onguents de Tommasoli peuvent rendre des services.

Mais le meilleur des pansements uréthraux est encore la dilatation aseptique; le massage de l'urèthre par le contact du béniqué provoque la résorption des infiltrats sous-muqueux.

Le traitement des *lésions localisées* à l'aide de l'endoscope est une ressource sérieuse, nous avons vu quelles étaient ces indications. Janet a pu guérir des uréthrites rebelles, soit en extirpant des saillies polypeuses, soit en curettant et cautérisant les fissures que présentent parfois certains rétrécissements calleux, dilatés. Les lacunes lui paraissent bien modifiées par la glycérine iodée.

« Pour le verumontanum enfin, dont l'hypertrophie est si fréquente dans le cours de l'uréthrite chronique et entraine la spermatorrhée de miction et de défécation, et même les pollutions fréquentes diurnes et nocturnes, le traitement endoscopique fait merveille, car grâce à lui, il est facile par quelques cautérisations énergiques à la teinture d'iode de réduire de moitié le volume de cet organe et de supprimer par là même, les fâcheux symptômes dont nous venons de parler, car ils sont dus à la béance des orifices des conduits éjaculateurs. »

Le traitement de l'uréthrite chronique s'appuie donc sur des bases sérieuses, il est permis, dans l'état actuel de la thérapeutique, de désinfecter un foyer d'uréthrite chronique, de façon à enrayer l'évolution de lésions graves et à permettre le mariage au malade.

CONCLUSIONS

I. — Les progrès accomplis dans le traitement de la blennorrhagie tiennent à des raisons générales :

On connaît mieux la maladie et son agent.

On sait dépister le gonocoque et le déloger de ses derniers retranchements.

On dispose de moyens puissants pour traiter les lésions concomitantes de l'urèthre, de la vessie et de la prostate, qui peuvent compliquer et entretenir l'uréthrite chronique.

II. — Il n'existe pas de traitement spécifique de la blennorrhagie.

Il n'y a pas d'antiseptique spécifique du gonocoque, tous les antiseptiques employés sont actifs vis-à-vis du gonocoque à condition de pouvoir l'atteindre.

Le grand obstacle à la guérison naturelle et à la cure de la blennorrhagie, c'est l'obstacle mécanique.

L'idéal thérapeutique à réaliser, c'est d'atteindre le gonocoque ou les microbes d'infections secondaires sans léser l'appareil uréthro-glandulaire.

III. — L'uréthroscopie a fait faire des progrès sérieux au traitement de la blennorrhagie.

Elle doit être réservée pour les cas chroniques qui ont résisté au traitement.

C'est un moyen d'exploration inutile et dangereux dans la période aiguë et subaiguë; l'uréthroscopie opératoire ne rendra des services que dans des cas exceptionnels.

La méthode des grands lavages au siphon constitue le meilleur moyen d'atteindre les micro-organismes de l'urèthre, il est toutefois insuffisant théoriquement.

L'usage des antiseptiques (quels qu'ils soient) en temps opportun, et en solution graduée suivant les cas cliniques, assure en général la désinfection sans léser l'urèthre et ses annexes.

Le pansement direct des lésions uréthrales n'a pas été perfectionné dans ces dernières années. Nous possédons du reste un précieux instrument dans l'instillateur de Guyon. La seringue de Tommasoli serait également, d'après Finger, un excellent moyen.

IV. — Le traitement moderne de la blennorrhagie est réellement curateur aux deux extrémités de la maladie.

A la période d'incubation, lorsque l'urèthre n'est envahi ni en profondeur ni en surface (ce qui est du reste bien difficile à affirmer), le traitement abortif est possible. Le traitement curateur est excellent à la période subaiguë, période de chronicité, la guérison peut être rapidement obtenue par une ou plusieurs séries de lavages.

La période aiguë reste encore la plus difficile à traiter.

Nous ne sommes pas plus avancés qu'avant l'ère antiseptique, il y a des cas de guérison par les grands lavages immédiats, comme il y en a eu par toutes les méthodes, mais il y a encore plus d'échecs; comme avec les injections on peut provoquer : orchite, cystite, prostatite, abcès périuréthraux.

Le traitement antiphlogistique est encore la meilleure méthode à suivre à ce moment.

V. — Le traitement de l'uréthrite chronique repose surtout sur le traitement des lésions accessoires qui entretiennent l'uréthrite, foyers juxta-uréthraux, rétrécissements larges ou étroits, prostatite, cystite, état général défectueux.

Dans bien des cas la sécrétion résiste au traitement mais reste inoffensive.

Il y a des cas qui résistent à tout (foyers inaccessibles, urinaires complets, causes mal connues).

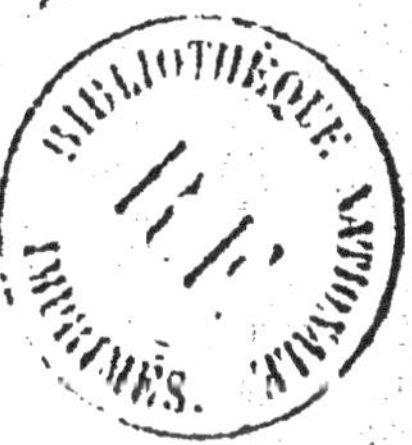

BIBLIOGRAPHIE

Publication dans les *Annales des Maladies des organes génito-urinaires* depuis 1890.

Janet. — Publications dans les *Annales des maladies des organes génito-urinaires*, depuis 1890. — Traitement de la blennorrhagie chronique chez l'homme. *Annales des Mal. des org. génit.-ur.*, juin 1895.

Delaroche. — *Traitement de la blennorrhagie par les lavages au permanganate de potasse.* Thèse de Paris, 1892-93, 386.

Lemoyne de Martigny. — *De la blennorrhagie et de son traitement par les lavages vésicaux sans sonde.* Thèse de Paris, 1893-94.

Canova. — *Traitement de la blennorrhagie par l'ichtyol.* Thèse de Paris, 1895.

Guyon. — *Leçons cliniques sur les maladies des voies urinaires.*

Finger. — *De la blennorrhagie et ses complications.* Traduction Hogge, 1894.

Guiard. — *La blennorrhagie chez l'homme.*

Audry. — *Précis des maladies blennorrhagiques.*

Doyen. — *Traitement de la blennorrhagie par l'irrigation discontinue.*

Balzer. — *Thérapeutique des maladies vénériennes.* Paris, 1894.

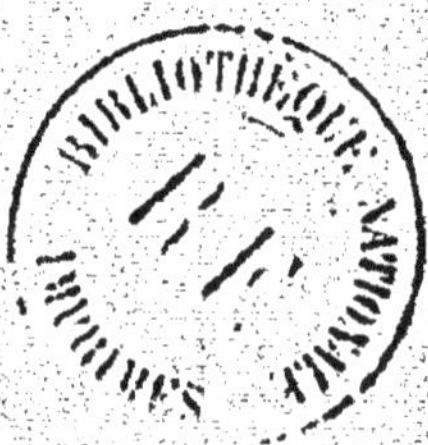

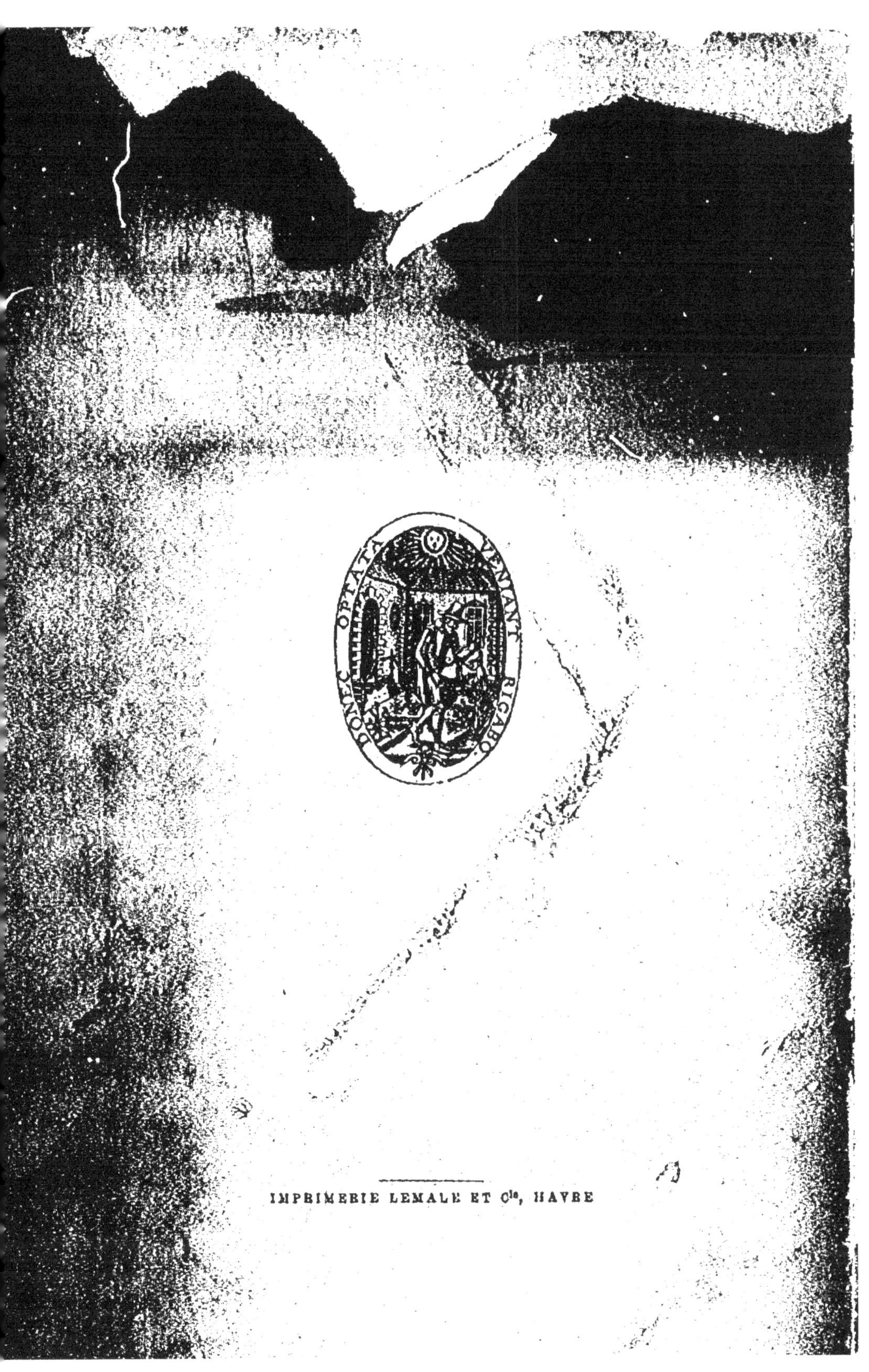

IMPRIMERIE LEMALE ET Cⁱᵉ, HAVRE

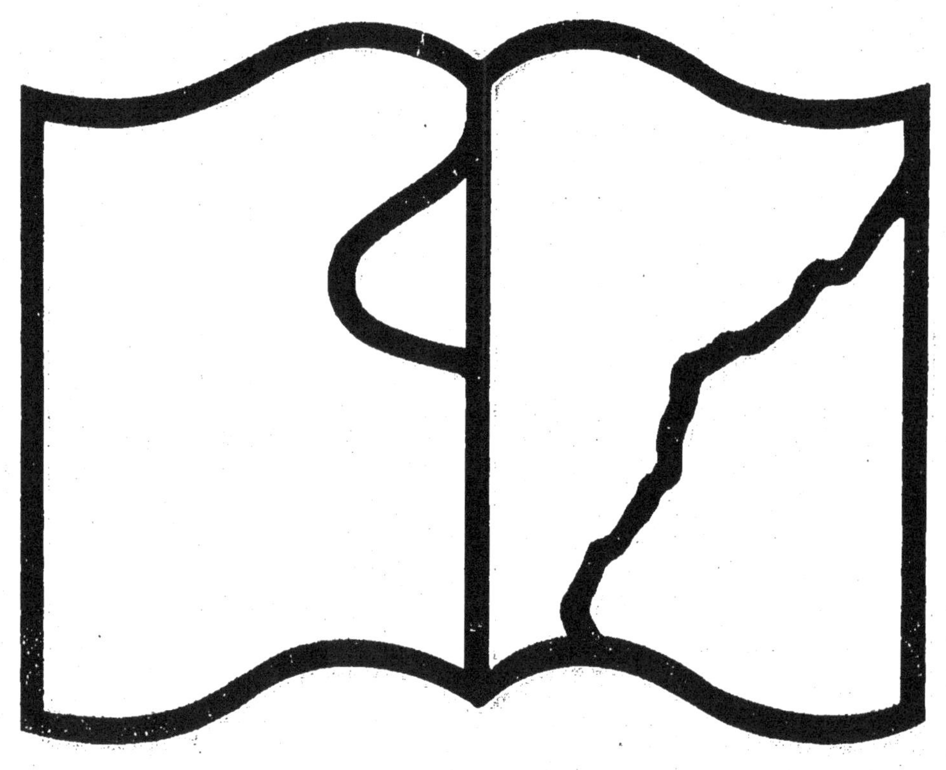